St-HONORÉ-LES-BAINS

(Nièvre)

ENVISAGÉ COMME

STATION GYNÉCOTHÉRAPIQUE

PAR

Le Dr Ph. BERNARD.

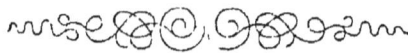

NEVERS,

G. VALLIÈRE, IMPRIMEUR DU DÉPARTEMENT,

Rue du Rempart, 10, et place de la Halle.

—

1892

St-HONORÉ-LES-BAINS

(Nièvre)

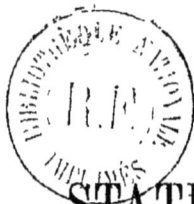

ENVISAGÉ COMME

STATION GYNÉCOTHÉRAPIQUE

PAR

Le Dʳ Ph. BERNARD.

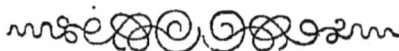

NEVERS,

G. VALLIÈRE, IMPRIMEUR DU DÉPARTEMENT,

Rue du Rempart, 30, et place de la Halle.

—

1892

S^T-HONORÉ-LES-BAINS

ENVISAGÉ COMME

STATION GYNÉCOTHÉRAPIQUE

De longue date, la tradition médicale avait déjà observé que les eaux sulfo-arsenicales de Saint-Honoré-les-Bains guérissaient, chez la femme, la prédisposition aux fausses couches, et, fréquemment, favorisaient une imprégnation ultérieure désirée. Mais, jusqu'à ces dernières années, les praticiens de notre belle station nivernaise limitaient cette activité thérapeutique aux *inerties utérines*, si vaguement délimitées, ou, tout au plus, aux *atrésies* du col de la matrice qu'il s'agissait de dilater, plutôt par les manœuvres physiques de la balnéation que par un pouvoir spécial de la station hydro-minérale elle-même contre la stérilité.

De nombreuses, quoique récentes, observations ont permis aux spécialistes compétents d'agrandir sensiblement le domaine gynécothérapique de Saint-Honoré. Dans tous les cas où la menstruation a besoin d'être excitée et activée; dans les nombreuses variétés d'aménorrhée

et de dysménorrhée, la cure thermale est toute-
puissante pour la régularisation de cette fonc-
tion primordiale, si justement baptisée « la
boussole de la santé féminine ». Nous n'en
exceptons même point les dysménorrhées *mem-
braneuses*, accompagnées d'exfoliation de la
muqueuse utérine, si communément rebelles
aux ressources ordinaires de la médecine cura-
tive. Après toutes ces dysménies, ce sont les
métrites catarrhales des personnes lymphatiques et herpétiques qui sont le plus remar-
quablement influencées par le traitement thermal. Au bout de quelques jours, on constate
l'heureuse disparition des coliques et tranchées
utérines ; les *leucorrhées* (parfois si abondantes
chez des sujets qui coudoient de près la scrofule) se tarissent comme par enchantement.
En même temps on voit s'atténuer cette irrita-
bilité locale et générale excessive, qui empoi-
sonne l'existence de tant de femmes et, par
choc en retour, de tant de maris !...

J'ai également, par devers moi, une dizaine
d'observations d'*endométrites* congestives chez
des arthritiques, prodigieusement amendées ou
complètement guéries par une ou deux saisons
à Saint-Honoré. Mais, où la cure thermale appa-
raît véritablement sérieuse et active, c'est dans
ces exsudations chroniques, interminables, du

bassin : *paramétrites* ou *périmétrites*, *adéno-phlegmons,* etc..., à la condition, bien entendu, que tout phénomène fébrile et toute phlogose locale aient disparu. Dans ces cas anciens (quelques-uns datant de plusieurs années), nous voyons les irrigations vaginales prolongées avec l'eau de Saint-Honoré favoriser, en quelques semaines, la régression néoplastique, au point de fondre souvent des tuméfactions considérables. Concurremment, les *déviations* se redressent ; la santé et la validité de l'utérus et de ses annexes étant admirablement restaurées dans leur processus nutritif normal, le retour à l'état fluxionnaire se trouve ainsi enrayé : c'est de cette manière que l'on peut rompre définitivement ces enchaînements inflammatoires, d'origine apparemment microbienne, et dont la voie de transmission semble s'opérer par les gros troncs lymphatiques. Cette action *résolutive* de l'eau de Saint-Honoré ne s'étend pas seulement aux phlegmons péri-utérins et autres *pelvi-péritonites* (si rebelles, pourtant, à la gynécologie de cabinet) : elle s'étend aux *salpingites et ovarites.* C'est là une action bonne à faire connaître, en cette fin de siècle où la chirurgie abuse de l'impunité qui lui est assurée par les nouveaux pansements, pour castrer et *laparotomiser* tant de malheureuses ! Bien

plus, à la suite de ces graves traumatismes
opératoires, une cure thermale bien faite peut
encore avoir l'inappréciable avantage de remé-
dier aux troubles fonctionnels et à la déséqui-
libration, si communes chez les opérées, et de
supprimer les crises hystériformes et les dé-
sordres nerveux post-opératoires.

Les *fibro-myômes* utérins sont, parfois aussi,
justiciables de Saint-Honoré. On obtient (habi-
tuellement même) la cessation des pertes, la
diminution du volume du ventre, la disparition
des douleurs liées aux poussées hypérémiques :
bref, les tumeurs fibreuses amendées et ren-
dues tolérables, et l'état constitutionnel amé-
lioré, — tels sont les résultats ordinaires de la
cure hydro-minérale, que tous les médecins ont
le devoir de conseiller avant une intervention
opératoire remplie d'*aléas*! Il en est de même
de certains kystes ovariens au début, et de ces
oophoro-salpingites que l'on décrit aujourd'hui
sous le nom d'*annexites* et de *péri-annexites*.

Les contre-indications gynécothérapiques de
Saint-Honoré sont : les périodes aiguës et fé-
briles, les états névralgiques violents, la méno-
pause avec mouvements congestifs hémorra-
pares bien dessinés, et, enfin, la carcinose et
les humeurs malignes.

La cure thermale s'opère au moyen de l'eau

en boisson, des bains naturels prolongés avec
ou sans speculum grillagé, des bains de siége
à eau courante, des douches lombaires, des
douches ascendantes, des irrigations et douches vaginales. L'hydrothérapie, la natation en
piscine, les pratiques du massage jouent un
rôle adjuvant. L'action intime de Saint-Honoré
est localement *microbicide, tonique et stimulante*,
par la thermalité naturelle et les principes
sulfureux ; *détersive et cicatrisante, résolutive et
entrophique*, par le soufre et surtout par
l'arsenic (dont la présence, à l'état d'arséniate
de fer, a été mise en lumière par les beaux
travaux de M. Cotton). Probablement aussi
c'est à l'arsenic qu'est due cette modé-
ration de la susceptibilité fluxionnaire et
névropathique de l'appareil génital féminin :
les eaux sulfureuses ne sont point, en effet,
coutumières d'entraîner la sédation et l'isché-
mie locales.

C'est l'union du soufre et de l'arsenic qui, du
reste, constitue la caractéristique hors de
conteste de notre station, dont la minéralisa-
tion n'a aucune analogue au monde, sauf Ham-
mam-Meskoutine. Aussi est-ce à Saint-Honoré
seulement que l'on peut, sans danger, soigner
les suites de couches et les métropathies graves : supprimer les glaires utérines, leucor-

rhées, granulations, tuméfactions du col ; avoir raison de cette infirmité si réfractaire, le *prurit génital* ; guérir les engorgements péri-utérins chroniques, les érosions et ulcérations du col, et toutes ces affections *torpides,* désespérantes, de la sphère utéro-ovarienne. Mais ce qui explique surtout la ténacité de la cure saint-honoréenne, c'est l'action générale, *totius substantiæ* et définitive, réalisée et obtenue par le moyen des eaux prises en boisson. *La femme est un utérus avec des organes autour* (Peter) ; mais la plupart des affections secrètes du beau sexe, si elles ont pour cause provocatrice l'état puerpéral, ont pour causes *constitutionnelles* l'arthritisme, la scrofule ou l'herpétisme, contre lesquels Saint-Honoré possède un pouvoir héroïque, *spécifique* pour ainsi dire. Or, rien ne vaut, a dit le docteur Monin dans son *Formulaire de médecine,* rien ne vaut la *médication étiologique,* celle qui s'adresse tout d'abord au vice constitutionnel et diathésique, qui sert de support et d'entreteneur larvé à tant de maladies qualifiées faussement de *locales* par la médecine organiciste. Voyons l'organe, ô spécialistes, mais ne négligeons point non plus l'organisme...

D^r P_H. BERNARD.

ÉTABLISSEMENT THERMAL.

DE SAINT-HONORÉ (Nièvre).

L'établissement thermal de **Saint-Honoré** est aujour-
d'hui l'un des plus complets de France : salles centrales,
promenoir, salles d'attente ; salles d'inhalation, de pul-
vérisation et buvette ; salles de bains et de douches, tous
appareils employés en hydrothérapie thermale ; vaste
piscine à eau courante dans laquelle les malades peuvent
se livrer à l'exercice salutaire de la natation, et cela dans
une eau continuellement renouvelée et naturellement
chaude (32° c.). Un nouvel établissement de douches de
toute nature vient d'être construit ; une abondante source
d'eau très-froide, ramenée de la Vieille-Montagne, permet
de faire de l'hydrothérapie comme on en fait dans peu de
stations.

Cet établissement est un grand quadrilatère divisé en
deux parties, réservées la première aux dames, la seconde
aux messieurs.

La description de l'une sera celle de l'autre, puisqu'elles
sont identiques, bien que disposées inversement.

Au milieu se trouve un grand couloir donnant d'un
côté sur les salles de douches (jet, pluie, cercle, etc.), avec
six cabines communiquant directement avec les salles où
l'on douche.

De l'autre côté sont des cabinets réservés où se prennent
les bains spéciaux, douches ascendantes, bains de siége,
douches locales, etc.

Du côté des hommes, ces cabinets sont réservés au

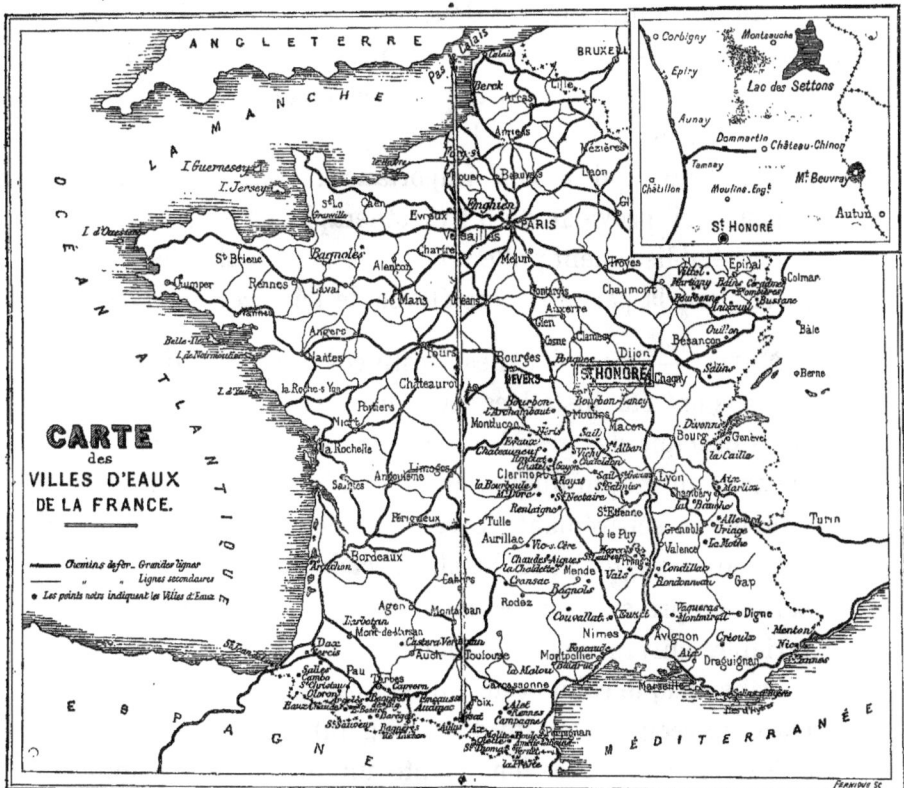

CARTE
des
VILLES D'EAUX
DE LA FRANCE.

——— Chemins de fer _ Grandes lignes
——— "   "   Lignes secondaires
• Les points noirs indiquent les Villes d'Eaux

Saint-Honoré-les-Bains n'est qu'à 300 kilomètres de Paris, à 240 kilomètres de Lyon, à 148 kilomètres de Dijon et à 60 kilomètres de Nevers. Les baigneurs descendent à la gare de Vandenesse-Saint-Honoré (ligne de Laroche à Cercy-la-Tour) ou à celle de Rémilly (ligne de Chagny à Nevers) — Omnibus à tous les trains.

Saint-Honoré-les-Bains est dans une situation exceptionnelle au centre de la France au pied des montagnes du Morvan « la petite Suisse française », et à proximité du lac des Settons, visité tous les ans par plus de dix mille touristes ou baigneurs.

massage, au bain et à la douche de vapeur, au bain de siége, à la douche ascendante.

Les douches de pieds, qui sont une des spécialités de Saint-Honoré, ont été améliorées et transportées dans un ancien local hydrothérapique.

Inutile de dire que ces douches sont froides, tièdes ou chaudes, suivant la nécessité : une batterie de robinets sert à diriger l'eau, dont la pression varie entre douze et vingt mètres.

Un détail qui a son importance, c'est celui-ci : la vapeur qui provient de l'hydrothérapie ne séjourne pas dans l'établissement ; elle s'échappe par un châssis vitré, placé dans la partie la plus élevée de l'édifice.

Nota. — Les douches destinées aux affections de l'utérus ont été installées avec un soin tout particulier. Dans chacune des grandes douches pour dames existe un appareil au moyen duquel on peut administrer, simultanément ou séparément, le bain de siége à eau courante, l'irrigation vaginale, la douche rectale et la douche lombaire. La pression de ces douches et la température sont variables suivant les indications.

Dans chaque cabinet de bains, avec grande douche, est placé un récipient muni d'un long tube en caoutchouc ; à l'extrémité du tube on adapte un jet ou une pomme d'arrosoir en verre. Cette disposition permet à la malade de s'en servir pendant la durée du bain, soit continuellement, soit par intermittence. La température est donnée d'après l'ordonnance du médecin ; il en est de même de la pression, qui diminue ou augmente suivant qu'on baisse ou qu'on élève le récipient, glissant sur deux tiges métalliques perpendiculaires. Ce récipient est fixé au point demandé par une vis de pression.

Comme on le voit, rien n'a été épargné pour donner à cet établissement une installation hors ligne, d'une ingéniosité parfaite et qui est peut-être la perfection.

La maison Achille Cadet, qui a installé tous ces appareils, est la même dont se sont servis Aix, Vichy, le Mont-Dore, et M. Guérin, ingénieur de l'établissement thermal de Vichy, est venu surveiller l'installation de l'hydrothérapie.

Si l'on réfléchit qu'à tous ces progrès se joignent les avantages naturels de Saint-Honoré, dont les eaux sulfureuses et arsenicales sont éminemment reconstituantes, le médecin n'hésitera' pas à faire choix de cette station qui, nous le répétons, est non-seulement recommandable pour le traitement des maladies organiques, mais encore pour les enfants dont la santé est débile et dont l'appétit a besoin d'être stimulé.

On compte à **Saint-Honoré** cinq sources, qui donnent en 24 heures 9,000 hectolitres d'eau ; elles dégagent, d'après l'analyse, 0 lit. 070 d'acide sulfhydrique par litre, ce qui donne à ces eaux une activité très-énergique et les rend éminemment propres au traitement des affections pulmonaires par les inhalations, soit sur place, soit à domicile.

D'après l'analyse de M. Personne, membre de l'Académie de médecine, toutes les sources de Saint-Honoré contiennent une notable quantité d'arsenic ; la source de la Crevasse, la plus chargée de ce principe minéralisateur, en contient plus d'un milligramme par litre (0,0012).

Cette source est en même temps la plus sulfureuse.

« Cette inégalité de puissance entre les deux principales sources est un bienfait pour notre station thermale. Bon nombre de malades chez lesquels la première produit une excitation trop vive, peuvent facilement être amenés à s'en servir après quelques jours de traitement par la seconde. »

« Le service des bains et des douches, dit le docteur Constantin James dans son *Traité pratique*, m'a paru très-bien entendu ; l'inhalation y est pratiquée sur une grande échelle et avec beaucoup de succès, grâce aux perfectionnements si heureusement apportés dans la distribution des salles. »

Indépendamment de la valeur réelle des eaux de Saint-Honoré, leur position seule les destine à un brillant avenir. En effet, elles sont les seules sulfurées sodiques et arsenicales au centre de la France, et bien des personnes qu'un long voyage effraye peuvent trouver à quelques heures de Paris tous les bénéfices des eaux des Pyrénées,

---

PROPRIÉTÉ DES EAUX.

L'Eau des Sources de Saint-Honoré, de nature alcaline et arsenicale sulfureuse, est au sortir du rocher d'une transparence parfaite avec un léger reflet bleuâtre ; elle est onctueuse, douce au toucher et sa saveur est alcalescente et hépatique. Employée en boisson, elle est agréable à boire, elle est apéritive, légèrement diurétique ; il n'est pas rare de voir certains malades qui en font usage rendre une quantité souvent considérable de graviers. Sa température est de 32 degrés centigrades : qualité bien précieuse pour les malades. En effet, les eaux minérales sulfureuses très-chaudes, comme celles des Pyrénées, doivent séjourner dans des réservoirs pour les laisser refroidir avant leur emploi en bains, douches, etc., et, comme il est impossible de les préserver du contact de l'air, elles éprouvent une énorme déperdition de principes minéralisateurs. Si les eaux sulfureuses sont naturellement froides, comme celles d'Enghien, Pierrefonds, etc., la même déperdition est le résultat des moyens mis en usage pour les porter à la température nécessaire à leur emploi.

Les manifestations du lymphatisme, de la scrofule, du rhumatisme, des maladies spécifiques peuvent être combattues avantageusement par les eaux de Saint-Honoré (affections du larynx, de la poitrine, de la peau, des organes génitaux urinaires), et c'est surtout chez les malades affaiblis à la suite de l'influenza ou de toutes autres affections qu'elles doivent être employées.

En ce qui concerne la première période de la tuberculose, et en attendant les effets de la lymphe de Koch, sur lesquels l'opinion restera longtemps divisée, nous ne saurions trop recommander, d'après les docteurs Blache, Léon Petit et Gouël, la vie et le régime au grand air dans les stations thermales.

Par sa situation, son climat et sa végétation luxuriante, Saint-Honoré est la station désignée entre toutes. Du

reste, les médecins y envoient depuis un grand nombre
d'années les phthisiques au premier et au second degré.
Deux ou trois saisons suffisent pour faire disparaître, le
plus souvent, tous les vestiges de cette terrible maladie.

C'est surtout chez les enfants que nous obtenons d'ex-
cellents résultats, chez les enfants lymphatiques à tissus
mous et relâchés, comme on en voit trop souvent dans
les grands centres, et chez lesquels le lymphatisme exa-
géré permet de prévoir pour la jeunesse ou l'âge mûr des
affections que l'on peut prévenir en reconstituant les
sujets. Cette belle station nivernaise, dit le Dr G. Vernon,
ce coin béni du Morvan est appelé à être un sanatorium
pour enfants.

Dans la piscine de Saint-Honoré, les enfants se livrent
à des exercices qui développent leurs muscles, dilatent
leur poitrine, activent la circulation et permettent, à la
sortie du bain, une réaction bienfaisante.

Saint-Honoré-les-Bains, situé dans la Nièvre, près
de Moulins-Engilbert, a une population de 1,800 habi-
tants.

Son altitude est de 302 mètres au-dessus du niveau de
la mer.

Si l'on en croit la tradition locale, Saint-Honoré fut
jadis une ville gauloise de vingt mille âmes, connue sous
le nom d'Arbandal et déjà célèbre par ses sources minérales.

« Les eaux de Saint-Honoré ont toute une histoire, dit
M. Richard Cortambert. Il est à peu près certain que la
célèbre table de Peutinger les indique sous le nom

d'*Aquis Alisencii*. Ses sources étaient estimées, honorées par les Romains. Les thermes ont été retrouvés presque intacts. Des pièces de monnaie romaine jetées sans doute dans les piscines par quelques baigneurs reconnaissants, ne laissent aucun doute sur leur antique renommée. » (*Notes de voyage 1877.*)

« Depuis dix années, ajoute le savant géographe, je conservais une dette de reconnaissance pour cette station balnéaire. J'y avais retrouvé la vie et mes vingt ans ! Aussi il est de mon devoir de rendre justice à la mémoire de M. le marquis Théodore d'Espeuilles, cet homme de bien, créateur de ce centre de vie, qui, du reste, a de dignes successeurs à Saint-Honoré dans ses deux fils : le général marquis d'Espeuilles et M. le comte d'Espeuilles, son frère, député de la Nièvre. »

Saint-Honoré, au centre de la France, dans un pays faiblement montagneux, offre des garanties que ne présentent certainement pas ses brillantes émules du Midi, enfouies pour la plupart dans des vallées resserrées qui ne reçoivent qu'avec parcimonie les rayons du soleil. Ajoutez que les eaux des Pyrénées menacent les buveurs ou de congestion, ou d'apoplexie, ou d'émoptysie ! Rien de tout cela à redouter dans ces bonnes eaux du Morvan.

Médecins attachés à l'établissement :

MM. les docteurs BINET, BREUILLARD, COLLIN (Eugène) ✳, COMOY, ODIN ✳, RASSE.

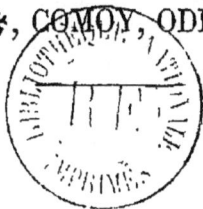

**L'établissement est ouvert du 15 mai au
1ᵉʳ octobre.**

Pour éviter les encombrements et les désagréments
nombreux qui résultent d'un trop grand nombre de
baigneurs en juillet et août, nous engageons les malades
à choisir de préférence le mois de juin, ou après le
20 août.

CURIOSITÉS. — DISTRACTIONS. — BIEN-ÊTRE.

Promenades et excursions. — Le château de la
Montagne et sa fabrique de poterie, l'étang du Seu, le
Vieux-Chêne, Cluse-Bardenne (*Clausum Bardorum*),
l'ancienne demeure des Bardes, la Vieille-Montagne,
557 mètres d'altitude; l'église romane de Semelay, les
carrières de marbre et les mines de pyrite de Champro-
bert, le mont Beuvray (1), Moulins-Engilbert, Château-
Chinon, Autun, le Creusot, Imphy, Fourchambault,
les forges et fonderie nationales de Guérigny, près de
Nevers; la cathédrale et le palais Ducal de Nevers.

Grand lac des Settons. — Nous indiquerons,
comme la plus grande des curiosités du Morvan et de
France, l'admirable lac des Settons, à proximité de Saint-
Honoré, qui est visité chaque année par plus de dix mille
touristes et baigneurs.

_____

(1) Le mont Beuvray, 810 mètres d'altitude, qui fournit aux touristes
des promenades si vantées, où des fouilles ont mis à jour une ville
gauloise, est un but qui préoccupe tous ceux qui se rendent à cette
station thermale. Les archéologues croient qu'on vient d'y retrouver
Bibracte, l'ancienne capitale des Gaules.

Cette énorme masse d'eau (vingt-cinq millions de mètres cubes) contenue dans un bassin de plus de quatre cents hectares, alimente la Cure pour le flottage des bois et les canaux de Bourgogne et du Nivernais.

Ce lac, très-poissonneux, a vingt-sept kilomètres de pourtour. Dans ses îles foisonnent le lapin de garenne et le gibier d'eau. Les fermiers actuels, MM. Seguin et Denèfle, donnent *en tout temps*, aux visiteurs, le droit de chasser et de pêcher et, prévenant les désirs de leurs hôtes, mettent à leur disposition fusils, engins et barques.

Un hôtel confortable, de création récente, permet aux visiteurs d'y séjourner autant qu'ils le désirent. Sur la table, grâce au lac, abondent truites, féras, brochets, carpes, tanches, etc., — bécassines, canards, sarcelles, etc., et de délicieuses gibelottes.

Comme situation, végétation, beauté du site et pureté de l'atmosphère, le lac des Settons n'a rien à envier aux lacs les plus vantés de la Suisse et de l'Ecosse.

C'est l'appréciation qu'en rapportent tous les visiteurs.

Hôtels. — Indépendamment de l'hôtel des Bains et de l'hôtel du Morvan, qui appartiennent à l'établissement, tous deux situés dans le parc, près des thermes et du casino, de l'hôtel Bellevue, de l'hôtel du Parc, de l'hôtel de la villa Vaux-Martin, de la maison Hardy et de charmantes villas, on trouve dans le bourg de Saint-Honoré l'hôtel Maribas, l'hôtel Gorce, des maisons et des chambres meublées à des prix modérés.

Saint-Honoré possède un bureau de poste et une station télégraphique.

Itinéraire. — Une ligne de chemin de fer allant de Laroche, station de la ligne de Bourgogne, à Cercy-la-Tour, en passant par Auxerre et Clamecy, laisse les voyageurs à la gare de Vandenesse-Saint-Honoré, où des omnibus les transportent en moins d'une heure à cette station thermale.

A cette même gare s'arrêteront les personnes ayant passé par Nevers. Les voyageurs venant de Dijon et de l'Est ou de Lyon et du Midi devront prendre à Chagny le train de 10 h. 57 du matin et s'arrêter à la station de Rémilly. (*Voir la carte.*)

————

MM. les Baigneurs trouveront à Nevers des hôtels de premier ordre : l'hôtel de la Paix, à la sortie de la gare, dont la réputation est établie depuis longtemps : repas à prix fixe et à la carte ; l'hôtel de France, l'hôtel de Nièvre, l'hôtel du Commerce, l'hôtel de l'Europe, etc.

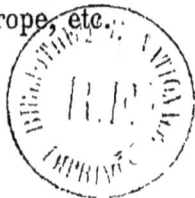

Nevers, Imp. G. Vallière.

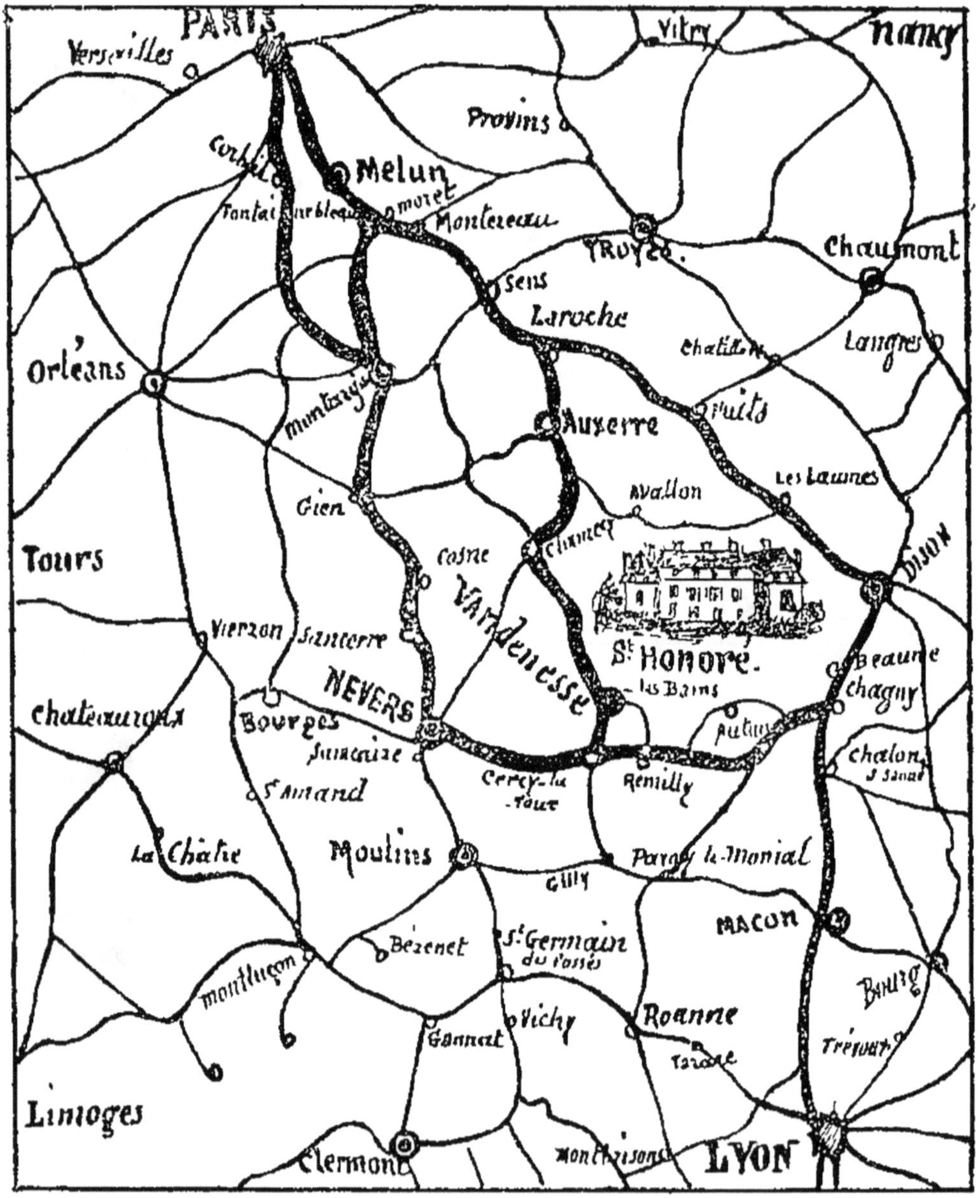
PARIS
Versailles
Vitry
Nancy
Provins
Melun
moret
Montereau
Troyes
Chaumont
Sens
Laroche
Orléans
Chatillon
Langres
Auxerre
Nuits
Les Laumes
Avallon
Gien
Tours
Clamecy
Cosne
Dijon
Vandenesse
St Honoré
les Bains
Vierzon
Sancerre
Beaune
Chagny
NEVERS
Bourges
Autun
Remilly
Moulins
Gilly
MACON
Bezenet
St Germain
du Fossés
Bourg
Gannat
Vichy
Roanne
Limoges
Clermont
LYON

www.ingramcontent.com/pod-product-compliance
Lightning Source LLC
Chambersburg PA
CBHW032259210326
41520CB00048B/5757